DU MÉCANISME

DE

L'HYDARTHROSE

PAR

LE Dʀ Jᴘʰ BARUDEL

Deuxième Édition

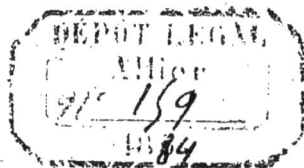

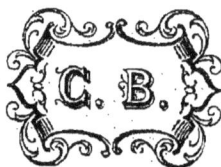

C. B.

VICHY

C. BOUGAREL, IMPRIMEUR

RUE SORNIN-GAGNIÈRE

1884

127

DU MÉCANISME

DE

L'HYDARTHROSE

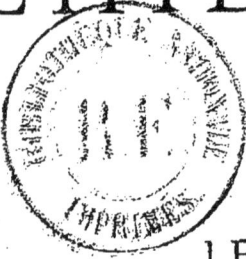

PAR

LE DR J^{PH} BARUDEL

Deuxième Édition

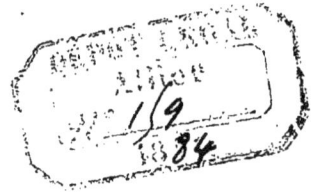

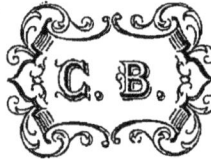

VICHY

C. BOUGAREL, IMPRIMEUR

RUE SORNIN-GAGNIÈRE

1884

INTRODUCTION

En choisissant pour sujet de notre thèse inaugurale l'hydarthrose du genou, dans les fractures de cuisse, nous avions l'intention d'éclairer l'étude de cette question, toute lyonnaise d'origine, au moyen des résultats nouveaux fournis par l'ostéoclasie.

Cette méthode thérapeutique constitue, en effet, au point de vue de la pathogénie encore discutée de cette hydarthrose, une expérience de toutes pièces, expérience renouvelée bien des fois sur l'homme, et par laquelle il m'a été permis d'éliminer en quelque sorte, de la fracture, tous les éléments accessoires, de façon à mieux dégager les effets propres de celle-ci.

La fermeture prématurée de la Faculté ne nous a pas permis d'entrer dans tous les détails que nous nous proposions d'aborder, ni de profiter de tous les matériaux que M. le docteur Robin avait bien voulu mettre à notre disposition, ainsi que des expériences qu'il devait entreprendre à ce sujet. Nous avons dû nous borner à confronter différentes observations, et à montrer que l'hydarthrose n'est pas une lésion constante dans les fractures du fémur, et qu'elle n'est peut-être pas toujours due à la même cause.

Nous remercions M. le docteur Robin de nous avoir généreusement fait part de ses observations et de ses expériences. M. le docteur Chandelux, professeur agrégé, voudra bien agréer l'expression de notre gratitude pour les renseignements et les avis qu'il s'est empressé de nous donner. C'est à lui que nous devons la première idée de ce travail.

1

A M. le professeur Levrat nous devons la communication d'une intéressante observation, peut-être unique dans la science. Nous lui adressons ici nos remerciements les plus sincères.

M. le professeur Berne a bien voulu accepter la présidence de notre thèse; qu'il reçoive l'expression de toute notre reconnaissance. — En la lui dédiant, nous rendons un faible hommage à la haute compétence de notre vénéré maître.

Nous divisons notre travail en *cinq* parties :

I. — *Historique de la question.*

II. — *Observations et expériences.*

III. — *Début de l'hydarthrose, sa marche.*

IV. — *Pathogénie.*

V. — *Conclusions.*

HISTORIQUE

L'historique de l'hydarthrose du genou consécutive aux fractures de cuisse ne possède pas une littérature très fournie. Les premiers auteurs qui aient signalé cette complication, ou plutôt ce symptôme (car nous verrons que véritablement c'est un symptôme et des plus utiles), sont MM. Valette et Gayet, en 1866, qui l'enseignaient à leurs élèves, le premier dans ses leçons de clinique, le second à sa visite, toutes les fois qu'il se présentait une fracture du fémur. Nous ne pouvons considérer, comme ayant droit de priorité, les observations bien connues de M. Teissier (*Gazette médicale*, 1841), étudiant les lésions produites dans les articulations par le repos prolongé.

En effet, M. Tessier a vu deux fois, dans des cas de fracture de cuisse, un épanchement dans le genou. Mais il n'a pas rattaché ce signe à la fracture ; pas plus, du reste, qu'aucun de ceux qui, à cette époque, commentèrent et discutèrent ses conclusions,

Dethil, en 1869 (thèse de Paris) a signalé l'épanchement ; pour cet auteur, l'épanchement est toujours *tardif*; c'est une *complication fâcheuse*, et le moyen contentif en est fréquemment la cause déterminante principale, sinon unique.

Suivant l'ordre chronologique, nous devons citer ici la mention de l'hydarthrose qui nous occupe, faite par le docteur Rouge, de Lausanne, dans le *Bulletin de la Société médicale de la Suisse Romande*, 1870, n° 12. « Il y a un symptôme sur lequel on a peu insisté jusqu'à présent et qui cependant constitue un signe de diagnostic fort important, c'est la présence de l'hydarthrose du genou accompagnant ces fractures. » Il ajoute : « Rendu attentif à ce symptôme par M. le docteur Gayet, de Lyon, je l'ai dès lors observé dans les fractures du fémur dans toutes conditions, une fois même j'ai pu constater l'hydarthrose un quart d'heure après l'accident. »

En 1870, parut la thèse de M. Alison (thèse de Paris), portant surtout sur des enfants : l'auteur rapporte l'hydarthrose à la stase veineuse, suite de la rupture des vaisseaux de la moëlle et de l'os, entravant la circulation en retour. Nous reviendrons plus tard sur la théorie.

Avec la publication des *Cliniques* de M. le professeur Gosselin (1872), une nouvelle théorie se fait jour, celle de la *filtration* du sérum sanguin, suite de la fracture, à travers le cul-de-sac de la synoviale.

La thèse de Berger (1873) a pour ainsi dire systématisé cette théorie, en l'appuyant sur des faits nombreux et des expériences originales. C'est sans contredit le travail le plus complet que nous ayons relevé à ce sujet. Les symptômes, le mode d'apparition, la terminaison de l'épanchement, y sont décrits avec exactitude.

Puis il semble que ce côté de la question soit relégué dans l'ombre pendant longtemps : nous ne trouvons rien touchant le sujet qui nous occupe jusqu'en 1878, époque à laquelle eut lieu une discussion à la Société de Chirurgie (janvier et mai 1878), à propos d'une observation de fracture de cuisse chez un enfant, suivie d'autopsie. La plupart des membres présents s'accordaient à trouver la cause de l'épanchement du genou dans ce cas « encore obscur ». Dans cette remarquable autopsie, on a trouvé (Lannelongue) la synoviale vascularisée, contenant une liqueur rougeâtre avec des globules rouges, et aussi des globules blancs ; il y avait donc épanchement et un peu d'arthrite. Pour les partisans de la filtration, l'arthrite est la suite de l'épanchement; mais M. Verneuil s'inscrivant en faux contre cette manière de voir, soutient qu'il faut même dans ce cas, faire la part d'une violence possible exercée sur le genou, chose probable vu les délabrements dont le membre fracturé était le siège. Pour le savant professeur, c'est dans l'*entorse* qu'il faut chercher la cause de l'épanchement. Et il apporte un fait à l'appui de sa manière de voir. Il s'agit d'un malade ayant présenté un énorme épanchement sanguin, à la suite de la rupture de l'artère fémorale, l'épanchement entourait la synoviale ; après l'amputation on put s'assurer qu'il n'avait pas transsudé de liquide. Voilà un fait, qui, présenté avec d'aussi sérieuses garanties d'observation et d'authenticité, suffit pour démontrer que la théorie de Gosselin est au moins trop exclusive. Ajoutons à cela les observations, présentées par M. Hennequin, de fractures diverses du fémur sans épanchement dans le genou, nous aurons le résumé exact des faits mis en lumière pendant cette discussion de la Société de Chirurgie.

Il nous reste peu de chose à dire pour compléter cet historique. Citons la thèse de Borel (thèse de Paris, 1879, nº 250) partisan de l'entorse, et un article de Delamarre *(Gazette hebdomadaire* nº 26, 1880) avec deux observations.

En 1883, M. le docteur Cornier, inspiré par le professeur agrégé Tedénat, de Montpellier, a présenté de nouvelles observations dans sa thèse, et, comparant entre elles les diverses théories, arrive à donner la préférence à celle de l'entorse.

La question en était là lorsque la thèse de M. Robin (sur l'ostéoclasie) a paru : l'auteur produisant des fractures de cuisse à la partie inférieure, il y avait là un moyen d'étudier, comme dans une expérience véritable, le mode de production de l'hydarthrose du genou dans les fractures de cuisse. L'expérience était d'autant plus acceptable que l'on sait, au moyen de l'ostéoclaste, à quel niveau se produit la fracture, ou pour parler plus exactement, que l'ostéoclaste produit la fracture à tel niveau que l'on désire.

Or, M. Robin n'a jamais rencontré d'épanchement, excepté dans les cas où il a usé du redressement immédiat : dans tous les autres cas, il ne s'est jamais montré d'épanchement. L'auteur rattache cette complication au gonflement qui résulte de la rupture du périoste dans le premier cas, tandis que le redressement consécutif le laisse intact. Nous reviendrons plus au long sur cette question en discutant la pathogénie.

Tels sont les documents que nous avons pu réunir à ce sujet. On le voit, ils ne sont pas abondants, et, malgré nos recherches, nous n'avons rien trouvé à y ajouter ; bien que notre peu d'expérience de la langue anglaise nous ait pu exposer à un oubli involontaire, nous croyons néanmoins n'avoir rien laissé passer des publications mentionnées à *Index médicus* ; en dehors des travaux français, nous n'avons rien rencontré. Quant aux classiques nous n'avons qu'à signaler leur silence unanime.

Cet historique terminé, nous allons passer à l'examen des faits, et d'abord nous allons transcrire ici des observations de fractures de cuisse où l'hydarthrose a été notée, d'autres où elle n'existait pas.

CHAPITRE II

OBSERVATIONS

Nous allons choisir les plus saillantes d'entre elles et aussi celles qui paraissent réunir les conditions les plus opposées. Nous prendrons d'abord les fractures ordinaires, dues à des causes variées, directes, indirectes, coups de feu. Nous dirons ensuite un mot des expériences faites sur les animaux, et enfin nous aborderons la série de faits, fractures thérapeutiques fournies par l'ostéoclasie.

Quant aux fractures ordinaires, nous n'avons que l'embarras du choix pour les observations d'hydarthrose. Citons l'observation suivante prise chez un enfant (thèse de Berger).

OBSERVATION I (Résumé).

Fracture du fémur chez un jeune sujet.

Alph. Volte, 13 ans, reçoit le 19 mars 1870 un coup de pied de cheval qui l'atteint à la cuisse droite ; le lendemain, à l'hôpital, on constate une déformation angulaire du membre avec chevauchement notable. Peu de contusion, peu de gonflement. La réduction s'opère facilement ; on applique un Scultet, que l'on renouvelle le 22 ; on constate alors de l'hydarthrose ; celle-ci persiste jusqu'après la consolidation qui a lieu le 24 mai, laissant persister quelques mouvements de latéralité.

Nous pourrions faire suivre cette observation de beaucoup d'autres semblables ; les dix premières observations de la thèse d'Alison en fournissent des exemples. Nous avons ici une fracture pour cause directe, chez un enfant, à la partie moyenne du fémur.

Voici un exemple de fracture indirecte, à un niveau très élevé.

OBSERVATION
(N° VI de la thèse de Berger).

Roussel (Isidore) ; entre le 9 mars 1870 à l'hôpital, pour une fracture du col du fémur, produite par une chute du haut d'une échelle ; le côté droit de la cuisse et de la hanche portèrent le poids de la chute, et la main droite se trouva prise entre l'échelle et le sol. Cette fracture simulait au début une luxation ; mais nous n'avons pas à nous arrêter à cette particularité ; le diagnostic exact fut bientôt établi. On ne remarque pas d'épanchement au début ; il n'y a du gonflement que dans la région trochantérienne ; ce n'est que vers le 15 avril, à la levée du premier appareil, que l'on trouve tout le membre gonflé, et le genou présente un épanchement manifeste, avec douleur sur le condyle interne. L'épanchement persista après la consolidation et fut longtemps un obstacle à la marche.

Ce que nous relèverons de cette observation, c'est le gonflement tardif, sans ecchymoses, du membre fracturé.

Nous plaçons ici, pour montrer que l'hydarthrose n'est pas en rapport avec telle ou telle cause déterminée, un exemple de fracture par coup de feu.

OBSERVATION
(N° XIII de la thèse de Berger).

X..., garde national fédéré, blessé à Yssy, le 4 avril 1871, par une balle qui a fracturé le fémur droit au tiers moyen ; il y a un énorme épanchement, et tout autour du gonflement, le genou présente déjà de l'épanchement d'un façon manifeste. Celui-ci a persisté pendant longtemps (le 5 août il en restait encore des traces) et le malade a conservé un peu de raideur des mouvements.

Laissant de côté les péripéties très intéressantes qu'a tra-

versées le malade atteint de flegmon à la suite de sa bles-
sure, nous avons à noter ici un épanchement rapide, avec
gonflement du membre, et aussi une collection sanguine
très développée.

Il serait aisé de multiplier les exemples ; Delamarre a
rapporté l'observation d'une femme arabe atteinte d'un coup
de feu, qui lui fractura le fémur ; elle eut le lendemain de
l'hydarthrose. La guerre civile de 1871 a permis à Berger de
rassembler un certain nombre de ces cas de fractures par
armes à feu, et s'accompagnant d'hydarthrose.

M. le professieur Vulpian a même rapporté un cas, des
plus remarquables, dans lequel le fémur s'était fracturé
spontanément chez une vieille femme, sous l'influence d'un
effort. Il y eut de l'hydarthrose du genou. Malheureusement
nous n'avons pu trouver aucun détail sur ce cas si intéressant, et nous avons dû nous contenter de l'indication som-
maire que nons avons trouvée dans la thèse de Berger.

On voit donc que, à différentes hauteurs, comme par les
causes les plus diverses, l'hydarthrose du genou se manifeste
comme un signe concomitant des fractures du fémur ; c'est
la conclusion de Delamarre qui regarde l'hydarthrose comme
un signe constant, ce qui est déjà, du reste, l'opinion émise
par Alison et Berger, et bien antérieurement par les cliniciens lyonnais.

Cependant, en lisant l'observation suivante (Alison : thèse
1871, obsev. II, page 21), on se trouve en face d'un cas où
l'hydarthrose était douteuse.

OBSERVATION (Résumé).

G.-L. Morissez, 1 an, est tombé de son lit le 22 mai 1870 :
apporté à l'hôpital trois jours après l'accident, on ne peut
observer d'autres signes sinon de la douleur et de l'impos-
sibilité des mouvements spontanés. On diagnostique une fracture incomplète du fémur. On a recherché avec soin l'épanchement, mais on n'a jamais réussi à le prouver d'une façon
évidente.

Nous savons d'avance ce que l'on pourra objecter à cette

observation, dans laquelle, en somme, la fracture n'est pas prononcée : nous avons tenu à la faire figurer ici, comme exemple au moins préalable de fracture incomplète du fémur, vu la haute compétence des observateurs. — Ici donc, l'hydarthrose aurait manqué.

Pour s'assurer si l'hydarthrose est réellement bien la propriété de la fracture du fémur, ou si elle est due à quelque cause accidentelle ou accessoire, Berger a fait sur des chiens et des lapins, des expériences de fracture du fémur ; il a trouvé les résultats conformes à ce qui se passe chez l'homme. Nous ne citerons en détail aucune des ses expériences, cependant, disons de suite que les animaux ainsi opérés sont en général exposés à des traumatismes qu'ils ne peuvent guère éviter. Le membre fracturé traîne à terre, se heurte : les appareils sont très difficilement maintenus, et il est malaisé de se mettre à l'abri des contusions que peuvent éprouver les divers segments du membre fracturé. M. Berger ne dit pas si ses animaux ont été maintenus, ni comment. C'est une porte ouverte aux objections que ne manqueront pas de faire les partisans de l'entorse comme cause de l'hydarthrose.

Nous avons, pour compléter la série de nos observations, à présenter au lecteur les faits d'ostéoclasie relatés dans la thèse du docteur Robin. Dans les premiers cas opérés, il y eut de l'hydarthrose ; plus tard cette complication ne s'observa plus, nous verrons à quoi il faut attribuer cette différence. Rappelons seulement, en quelques mots, comment agit l'appareil en question.

On sait que l'auteur arrive à fracturer l'os à tel point que l'on veut ; la fracture est transversale, et sous-périostée. Tels sont les caractères des fractures opérées par l'ostéoclaste.

Or, une fois le malade opéré, on peut redresser l'os soit immédiatement, soit tardivement. Dans le premier cas, hydarthrose, et non dans second.

OBSERVATION (Résumée).

(N° I de la thèse du D' Robin. Service de M. Mollière).

G..., 17 ans : Double genu valgum depuis l'âge de 4 ans. On l'a traité d'abord par des tuteurs, que le malade a délaissés ensuite parce qu'ils étaient douloureux. Ce n'est que lorsque le malade fut placé en apprentissage chez un teinturier que, son infirmité devenant plus douloureuse et le rendant incapable d'une marche un peu suivie, il se décida à entrer à l'Hôtel-Dieu. Après des manœuvres de redressement manuel, le malade fut soumis à l'ostéoclasie double. Les parties molles n'ont offert ni ecchymose ni gonflement (27 décembre 1881). On redresse les deux membres et on les place dans un appareil plâtré. Pendant la nuit le malade a souffert du côté gauche dont le bandage s'est rompu ; de ce côté il y a gonflement, *un peu d'hydarthrose* ; ces deux symptômes sont à peine appréciables à gauche. Température, 37° 4.

C'est là le seul incident qui ait troublé les suites absolument bénignes de l'opération : le gonflement a disparu ; le 43e jour après son opération, le malade est venu se présenter à la *Société des Sciences Médicales*. Pendant quelque temps, il a conservé un peu de raideur des genoux, raideur qui aujourd'hui a totalement disparu.

OBSERVATION

(N: II de la Thèse du docteur Robin. Service de M. Mollière.)

A. Sutty, 16 ans, entre à l'Hôtel-Dieu le 19 avril 1881, avec un genu valgum double, très marqué à droite et qui résiste aux tentatives de redressement manuel. L'ostéoclasie amène une fracture au dessus des condyles ; pendant que l'on opère la jambe gauche, le malade, se réveillant du sommeil anesthésique, agite violemment sa jambe droite déjà opérée : il se produit un déplacement des fragments. Redressement immédiat. Le soir, on observe du gonflement et de l'hydarthrose à droite. Celle-ci persiste quelque temps et laisse après elle un peu de raideur qui ne tarde pas à disparaître.

OBSERVATION

(N° VI de la thèse du docteur Robin. Service M. Mollière)

M. Chabrillat, 27 ans ; cagneuse depuis l'âge de trois ans ; à quinze ans, l'affection a fait des progrès rapides.

Après diverses alternatives d'améliorations et de rechutes, elle entre à l'Hôtel-Dieu et on lui pratique l'ostéoclasie.

La fracture est faite à trois travers de doigt au-dessus de la rotule. Pas de contusion (5 avril 1881). Redressement immédiat.

Le 7 avril, un peu de gonflement, légère douleur et hydarthrose, surtout du côté droit. Le gonflement disparaît peu à peu ; à gauche, la consolidation est complète le 19 mai ; à droite, il n'en est pas de même, et, lorsque le 30 juin, on note la consolidation complète de cette jambe, on observe en même temps un peu de raideur de l'articulation.

Nous avons tenu à citer cette observation parce qu'elle s'applique à un adulte. On voit par là que l'hydarthrose s'est manifestée dans ces cas de fractures incomplètes, mais suivies de redressement immédiat. Nous allons inaugurer maintenant la série d'observations de fractures de cuisse sans hydarthrose du genou, et nous puiserons encore dans la thèse de M. Robin nos premiers exemples :

OBSERVATION
(N° VII de la thèse du docteur Robin. Service de M. Mollière.)

A. Rapillard, de Sanbrenas (Ain), 16 ans. Cagneux depuis l'âge de 3 ans; l'affection a fait de rapides progrès depuis trois mois. Il entre à l'Hôtel-Dieu le 12 avril 1881.

L'ostéoclasie est pratiquée le 2 mai ; puis les deux membres sont placés dans une gouttière, sans opérer le redressement. Les jours suivants on ne constate ni gonflement, ni hydarthrose, ni douleur. Le redressement est opéré quelques jours après avec un plein succès, et le 3 juin, trente-six jours après l'opération, les deux fractures sont consolidées et il n'existe pas de raideur.

OBSERVATION
(N° VIII de la thèse du docteur Robin. Service de M. Mollière.)

L. Gauthier, 16 ans, atteinte de genu valgum double depuis un an environ. Ostéoclasie le 5 juin ; pas de redressement immédiat : on ne constate jamais d'hydarthrose ni la moindre réaction locale. A la guérison, vingt-sept jours après l'opération, pas de raideurs articulaires.

Nous avons choisi les cas typiques, mais nous aurions pu citer toutes les observations de la thèse du docteur Robin. Les résultats sont en tout conformes à ceux que laissent entrevoir les exemples que nous avons transcrits.

On voit donc déjà que l'hydarthrose peut manquer dans certains cas bien définis de fracture du fémur, et cela, quand le traumatisme porte sur l'os uniquement. En effet, quelle différence établir entre les deux catégories de cas ? M. Robin (1) a fait à ce sujet quelques recherches cadavériques, dont il a bien voulu nous communiquer les résultats généraux, en attendant qu'il puisse les publier lui-même *in extenso*. Toutes les fois qu'il a examiné sur le cadavre ce qui se passait du côté de la fracture quand on pratiquait le redressement immédiat, il a observé qu'il se faisait des déchirures plus ou moins étendues du périoste. C'est à ces déchirures qu'il faut attribuer les phénomènes de gonflement, d'hydarthrose et de réaction locale qui se sont montrés sur sa première série d'opérés.

A côté de ces cas bien définis, il en est d'autres où, malgré une fracture bien constatée du fémur, il ne s'est pas montré d'hydarthrose. Telle est l'observation VIII de la thèse de Borel (page 24).

OBSERVATION (Résumée).

Le nommé Bélinat (Jean,) 45 ans, a été renversé aux chantiers de l'Exposition par une poutre qui lui fracture le fémur droit. Le malade est traité par l'extension continue, pendant soixante jours, et malgré les plus scrupuleux examens, on n'a pu parvenir à noter le moindre épanchement dans le genou. L'appareil est alors enlevé et le malade marche, mais au bout de quelques jours, il ressent au niveau de la fracture une légère douleur; on constate, sans que l'on puisse en deviner la cause, que le cal se ramollit ; le malade est placé dans un nouvel appareil ; la fracture se consolide ; à ce moment seulement apparaît, bien manifestement, un épanchement du genou. Cet épanchement disparaît peu à peu.

L'observation IX de Borel parle dans le même sens,

---

(1) Communication orale.

ainsi que l'observation X : ce sont autant de preuves que l'hydarthrose du genou n'est pas un accompagnement obligé des fractures du fémur.

Le fait est encore bien plus évident dans les expériences suivantes de Berger (Expériences X, XI, XII).

Chez trois lapins, il fracture le fémur, incomplètement, et les animaux ayant été sacrifiés quelques jours après, on constate qu'il n'y a pas d'épanchement dans l'articulation· On a trouvé le périoste conservé. Nous insistons tout particulièrement sur cette dernière donnée qui nous paraît donner l'explication d'un certain nombre d'épanchements à la suite des fractures du fémur.

Rappelons encore pour mémoire les faits cités par Hennequin, des fractures de cuisse non suivie d'hydarthrose *(Soc. chirurgie).*

Nous avons épuisé les différentes séries d'observations de fractures du fémur se compliquant plus ou moins d'hydarthrose. Nous allons maintenant étudier les caractères généraux de cette hydarthrose, son début, sa marche, ses terminaisons.

CHAPITRE III

Début. — Marche. — Symptômes. — Terminaisons.

Du moment où l'on a observé la coïncidence de l'hydarthrose du genou et des fractures du fémur, ce signe a pris auprès des cliniciens une importance considérable. En effet, le diagnostic est quelquefois difficile dans ces cas, et l'on accueille toujours avec faveur un signe qui s'annonce comme d'une constance presque absolue. Il faut le reconnaître, l'hydarthrose du genou manque rarement dans les fractures de cuisse, mais elle manque quelquefois ; d'autres fois, elle paraît, mais d'une façon tardive, et son utilité diagnostique s'en trouve par là même bien amoindrie. Néanmoins, toute proportion gardée, c'est un signe adjuvant d'une grande valeur, d'autant plus que, ainsi que nous espérons pouvoir le démontrer, il désigne d'emblée à l'attention du chirurgien une lésion osseuse ou périostique.

Il ne faut pas croire que cette hydarthrose soit spéciale à la fracture du fémur. Sans doute on ne cite que de très rares exemples d'hydarthrose d'articulation, autre que celle du genou, à la suite de fracture des os sus ou sous-jacents. Mais on en cite. Témoin ce malade qui fait le sujet de l'observation V de la thèse de Borel, et qui a été observé par M. Désormeaux. Renversé par une voiture, il est transporté à l'hôpital, où l'on constate une fracture des deux os de la jambe gauche vers l'union du tiers moyen avec le tiers inférieur ; on note en même temps un épanchement considérable dans le genou du même côté.

Ces réserves faites sur les droits de l'hydarthrose du genou à être un signe constant et pathognomonique, nous allons en étudier les caractères.

Le début est certainement un des points les plus importants de son histoire. Il est très-variable. Ainsi, Rouge l'a constaté, un *quart d'heure* après l'accident, dans une fracture intra-capsulaire. Si nous prenons la moyenne des résultats consignés dans les divers auteurs, nous trouvons une moyenne de 3 à 8 jours. Mais ce n'est qu'une moyenne, et cela ne nous édifie pas beaucoup. Tenant compte des causes des fractures et des différentes conditions mentionnées dans les auteurs, nous arrivons à distinguer deux catégories de cas.

1° Epanchement rapide (dans les premiers jours) ;

2° Epanchement tardif (quatre semaines, trois mois).

Il nous semble, dès l'abord, qu'il est difficile de rattacher à une même cause des épanchements dont le début est si dissemblable. Voici les raisons que l'on a invoquées pour expliquer ces différences :

1° L'épanchement est d'autant plus rapide que la fracture siège à un niveau moins élevé. Cela ressort clairement de la plupart des observations, mais non de toutes ; car le fait de Rouge est absolument contradictoire ;

2° L'épanchement est plus rapide chez les jeunes sujets : la thèse d'Alison en fournit la preuve. Il apparaît souvent chez les enfants, dix heures après l'accident ; la moyenne est de trois jours chez l'adulte.

Quant à l'abondance de l'épanchement, elle est variable ; ainsi que l'a fait remarquer Alison, il existe une certaine corrélation entre l'abondance du liquide et la rapidité de sa formation.

Toutes choses égales d'ailleurs, l'hydarthrose est plus marquée lorsque la cause de la fracture a agi avec plus de violence et lorsque le traumatisme osseux s'est compliqué de désordres multiples du côté des parties molles. (Berger).

Quelle est la nature du liquide épanché? On a peu de relations de semblables autopsies, faites dans le but de rechercher l'épanchement du genou. Celles que Berger a faites montrent que l'articulation contient un liquide séreux, légèrement rosé. L'autopsie faite par Lannelongue dénote une assez grande proportion de sang ; mais dans ce cas les délabrements étaient grands ; le sang se trouvait également mélangé à la synovie dans les observations de Tessier, c'est-à-dire dans des cas où l'épanchement avait paru tardivement ; mais en même temps il y avait des signes d'inflammation de la synoviale, et cela non-seulement dans le genou, mais encore dans toutes les articulations du membre inférieur. Nous retenons ces divers faits pour l'interprétation de l'hydarthrose. Quoi qu'il en soit, la nature du liquide peut varier.

Passons à l'étude des signes révélateurs de l'épanchement.

Un des premiers est la *déformation :* les cavités, les sillons s'effacent ; le genou prend peu à peu une forme uniformément arrondie ; la jambe se met en *demi-flexion* sur la cuisse, avec *rotation* du pied en dehors. La circonférence de l'article est augmentée ; de 20 à 30 millimètres *en moyenne*, car ces chiffres sont susceptibles de nombreuses variations ; chez les enfants notamment, probablement en raison de la laxité des ligaments, l'augmentation de la circonférence d'une façon relative et même absolue, est plus considérable que chez l'adulte, puisqu'elle peut aller de 3 à 5 centimètres.

On conçoit que le *choc rotulien* soit un des premiers signes perçus par l'observateur. Un épanchement même peu abondant suffit pour sa production ; nous n'avons pas be-

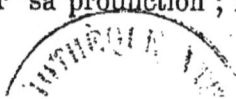

soin d'insister sur ce signe ni sur la manière d'opérer pour le mettre en évidence ; il n'y a rien là qui soit particulier au cas actuel. Quand l'épanchement est abondant, le choc rotulien devient moins facile à percevoir, mais en revanche on constate facilement, surtout au niveau du cul-de-sac supérieur de la synoviale, de la *fluctuation*. Ce signe indique un épanchement abondant.

La *douleur* existe fréquemment au moment où l'hydarthrose apparaît ; quelquefois immédiatement dès le début, d'autres fois, seulement après son développement. Berger a noté qu'elle était plus vive quand la fracture siégeait plus bas ; elle est ordinairement fixe, sourde, tensive ; dans quelques cas où l'hydarthrose avait acquis un volume énorme, la douleur s'est montrée pulsative. Les mouvements paraissent le plus souvent l'exagérer.

Il faut faire une exception pour les jeunes sujets, et cela sans qu'on puisse bien se rendre compte de l'immunité du jeune âge : Alison, pas plus que Berger, du reste, n'a noté de douleur chez les enfants, quoique, ainsi qu'il ressort des résultats que nous avons consignés plus haut, l'épanchement soit d'ordinaire chez eux beaucoup plus considérable que chez l'adulte.

Enfin, il est facile de comprendre que la présence d'une certaine quantité de liquide dans l'article pendant un temps plus ou moins long doit amener un retentissement sur les fonctions du membre ; et en effet, les ligaments sont distendus, les surfaces écartées, dès lors, il n'est pas étonnant qu'on ait signalé des mouvements de latéralité qui, dans certains cas, ont pu persister longtemps après la consolidation de la fracture.

Ceci nous amène à parler de la durée et de la terminaison de l'hydarthrose du genou.

Ici, deux opinions sont en présence ; elles nous paraissent reposer sur des faits également bien observés de part et d'autre.

Pour les uns, comme M. Dethil, l'hydarthrose est en général indolore ; elle est tardive, et s'est toujours annoncée comme une complication fâcheuse ayant entraîné à sa suite « cette raideur articulaire, qui, aussi bien que le raccourcissement, fait le désespoir des chirurgiens et des patients.»

M. Alison l'a vue disparaître en quinze jours, trois semaines au plus ; aucun enfant n'est sorti sans être complètement débarrassé de son épanchement. Pour M. Berger, la durée a été bien autrement longue, puisqu'elle a varié depuis quatre semaines jusqu'à plusieurs mois ; nous en concluerons comme lui que les phénomènes se passent avec une bien plus grande rapidité chez l'enfant que l'adulte. Mais, bien que chez ce dernier la résorption se fasse plus longtemps attendre, elle ne s'en effectue pas moins ; il faut ajouter que ce n'est pas sans laisser de traces ; car on trouve souvent de la raideur du genou. Berger, analysant les observations rapportées par Dethil et les siennes propres, assigne pour cause à cette raideur les appareils à extension, tels que le Scultet, l'immobilité et l'inflammation de la synoviale, d'où production de fausses membranes, d'adhérences. Voici, du reste, comment Berger s'explique à ce sujet :

« L'école de Hunter approcha plus de la vérité (1) quand elle attribua à l'inflammation la production des adhérences articulaires et de l'ankylose partielle, cause de la raideur articulaire, et M. Teissier, en rejetant cette théorie comme celle des auteurs précédents pour lui subsistuer celle de l'immobilité, commit une erreur que démontra Malgaigne. Celui-ci pourtant ne repoussa pas complètement la manière de voir de M. Teissier, et nous pensons aussi que l'immobilité aide, si elle ne suffit pas, à produire la raideur du genou, seulement par un mécanisme différent de celui qu'admettent ces auteurs. Nous ferons remarquer qu'un certain nombre d'épanchements chroniques qui siègent dans les

---

(1) L'auteur a énuméré auparavant les théories antérieures de J.-L. Petit Duverney, etc., théories insoutenables et que nous nous dispensons en conséquence de citer.

séreuses, entraînent à la longue, et un épaississement de leurs parois et une production de fausses membranes à la surface. Il est donc rationnel d'admettre que l'on retrouvera ces altérations dans la synoviale lors de l'hydarthrose, et, en effet, les quelques autopsies dues à Dupuytren, Bonnet, etc., ont démontré ces lésions ; il est vrai que dans les cas observés la maladie était fort ancienne et que l'épanchement qui accompagne la fracture du fémur ne persiste guère au delà de quelques mois, que la raideur se fait déjà sentir au bout de quelques semaines, mais alors déjà l'épaississement de la synoviale, le dépôt des fausses membranes à sa surface, doivent avoir commencé à se produire. Or, l'expérience démontre que c'est dans l'extension que les surfaces articulaires sont le plus intimement appliquées, et l'épanchement qui, chez les adultes, distend la synoviale, augmente encore ce contact qui devient une véritable pression grâce à l'inextensibilité des ligaments articulaires ; que l'immobilité jointe à l'extension, conditions que réunit le bandage Scultet, soient employées comme méthode curative de la fracture, et les fausses membranes se déposeront entre les extrémités contiguës des os qui concourent à former l'articulation, de telle sorte que tout degré de flexion devra nécessairement les tirailler et les distendre ; de là, la rigidité douloureuse qui se montre longtemps après la consolidation chez les adolescents, de là ces tiraillements incessants qui peuvent entretenir l'arthrite et ramener même un certain degré d'hydarthrose (Berger : thèse, page 63-64). »

Et plus loin, il ajoute d'une façon très explicite : « Ces lésions dont dépend la raideur du genou, de même que les symptômes douloureux immédiats dont nous avons parlé, sont forcément attachées à une altération inflammatoire de la synoviale, à une arthrite. Quelles que soient les causes mécaniques et leur influence sur la production de ces phénomènes, on ne saurait les comprendre sans l'intervention d'une lésion vitale, qui est l'inflammation. Nous croyons pouvoir néanmoins affirmer que cette inflammation n'est point la cause de l'épanchement, elle lui succède seulement. »

Dans les observations de M. Robin, nous trouvons de la raideur chez les malades qui ont eu de l'épanchement, et non chez les autres. Tous ces malades, du reste, ont assez rapidement guéri, les uns et les autres. Ceci paraît donner raison aux vues de Berger, puisque la raideur a toujours accompagné l'épanchement.

Chez les très jeunes sujets, les choses se passent autrement. Grâce à l'extensibilité des ligaments, la synoviale se laisse facilement distendre; les surfaces articulaires s'écartent; le liquide résorbé, les ligaments ne reviendront pas à leurs dimensions primitives, d'où des mouvements de latéralité. Heureusement que le fait est rare.

Notons encore, comme terminaison de l'hydarthrose, *l'élargissement de la rotule*, avec l'empâtement des tissus périarticulaires.

Nous avons dit qu'il y avait deux opinions en présence, l'une considère l'hydarthrose comme une complication fâcheuse; oui, cela est vrai pour les épanchements tardifs (thèse de Dethil, observ. 6 et 7 de Berger); ils proviennent de l'immobilité, se compliquent d'inflammation et entraînent une raideur considérable. D'autres disent que l'hydarthrose n'assombrit pas le pronostic, cela est vrai pour les enfants; les faits d'Alison, et deux observations de Berger (nos I et IV) en font foi, de même pour la plupart des épanchements rapides et abondants.

Nous pensons, en résumé, que l'on doit, en présence d'une hydarthrose du genou, réserver le pronostic, puisque avec l'épanchement coïncide fréquemment, à la guérison, un peu de raideur dans les mouvements. Cette complication est d'autant plus à craindre que l'épanchement est plus tardif et se complique de lésions inflammatoires; celles-ci peuvent être considérables et ne point se borner au genou, car M. Tessier *(Gazette médicale, 1841)* a trouvé sur un homme de 60 ans (mort en 1839, à l'Hôtel-Dieu, où il était entré pour fracture de cuisse, traitée pendant trois mois par l'extension) des lésions articulaires dans toutes les articulations du membre immobilisé, et non point seulement dans le genou.

« Le genou du côté malade contenait une grande quantité de sang. Le cartilage de la fosse interne du tibia présentait en arrière une perte de substance à peu près circulaire, ayant un centimètre de diamètre, n'affectant que la moitié de l'épaisseur du cartilage du côté libre : le fond était inégal et comme chagriné, la circonférence était injectée à quelques lignes de distance.

« La portion du cartilage du condyle interne du fémur, contigue à l'érosion dont nous venons de parler, était perforée dans toute son épaisseur par une perte de substance semblable par son aspect et ses dimensions.

« Le cartilage de la fossette articulaire externe du tibia était ulcérée en arrière, dans un espace irrégulier ayant environ deux centimètres de largeur. La perte de substance était peu profonde ; le fond était inégal, le tissu du cartilage qui supportait cette érosion était évidemment ramolli et tuméfié ; autour d'elle, le cartilage présentait une injection d'un rouge vif, uniforme. On observait une rougeur semblable sur le cartilage du condyle externe du fémur dans toute l'étendue correspondante à cette dernière perte de substance. Les cartilages malades se détachaient des os avec la plus grande facilité, mais le fémur n'avait subi aucune altération.

« L'articulation tibio-tarsienne malgré son éloignement de la fracture, présentait aussi un épanchement de sang, une teinte jaunâtre des cartilages, qui étaient aussi dépolis, et une injection avec tuméfaction de la synoviale qui forme un repli entre le tibia et le péroné.»

Dans cette observation, comme dans deux autres absolument semblables dues au même auteur, il faut rapporter les lésions des cartilages et l'épanchement à une même cause, l'inflammation : le pied, comme le genou, offrait de l'épanchement et de l'arthrite. Ici, c'est un épanchement

tardif, dû très vraisemblablement à de l'inflammation.

Quoique nous n'ayons pas ici l'intention d'aborder la
question du traitement, néanmoins, nous ferons remarquer
que la présence de l'épanchement étant pour l'articulation
une menace constante de raideur et de gêne dans les fonctions, il faut savoir prévenir cette gêne qui est la pierre
d'achoppement de la plupart des appareils d'extension ;
c'est pour cela que la plupart des chirurgiens ont conseillé
la demi flexion telle que l'on peut la réaliser par divers appareils, par exemple l'appareil Hennequin recommandé par
Gosselin et Berger, comme ayant donné les meilleurs résultats.

CHAPITRE IV

PATHOGÉNIE

Nous touchons maintenant à un point intéressant de la question. Quelle est la cause de l'épanchement dans le genou à la suite des fractures du fémur ?

Pour mettre le plus d'ordre possible dans la discussion, nous allons exposer les diverses théories émises à ce sujet. Nous prendrons d'abord, comme étant la moins bonne, la moins admissible, la théorie de Berger, celle de la *filtration*.

Frappé d'avoir trouvé, dans une autopsie, un énorme caillot sanguin repoussant le cul-de-sac supérieur de la synoviale, et formant un bourrelet galitiniforme contre celle-ci qui se trouvait remplie de liquide, Berger, inspiré par le professeur Gosselin, crut avoir trouvé la cause unique de l'épanchement. Un second cas, négatif, le fortifia dans son idée : une autopsie lui permit de constater l'absence d'épanchement sanguin et l'absence d'hydarthrose. Il entreprit alors des expériences et crut devoir conclure que le sang, ou seulement le sérum, filtrait dans l'articulation par cul-de-sac sous-tricipital. Voilà les faits et voilà la théorie.

Or, nous pensons que l'auteur, tout en ayant bien observé, n'a pas suffisamment dissocié les phénomènes et a attribué à la filtration sanguine une part très exagérée dans la production de l'hydarthrose.

En effet, dans une fracture du fémur, on a 1° lésions possibles de la moëlle ; 2° division du périoste ; 3° de l'os ; 4° épanchement sanguin dans les tissus environnants. Et précisément, pour nous, ce dernier élément est le moins important, et voici pourquoi :

Imaginons un fait ou une expérience où l'épanchement sanguin existe seul, et voyons ce qui se passe. Croit-on qu'il y aura hydarthrose du genou ? Nullement.

Les preuves ? Elles abondent. Prenons d'abord le fait bien connu et déjà cité dans notre historique, de M. Verneuil, qui l'a fait figurer dans la discussion de la *Société de Chirurgie ;* nous empruntons la relation à la thèse de Borel.

OBSERVATION
(N· IV de la thèse de Borel).

X... conduisait sa voiture lorsqu'il a fait une chute et une roue lui a passé sur la cuisse droite. Il se releva et put faire quelques pas, mais il se produisit instantanément un gonflement énorme de la cuisse, gonflement qui gagna rapidement le reste de la jambe et du pied. Le membre était presque trois fois plus gros qu'à l'état normal. Le médecin qui vit le malade, l'envoya chez M. Verneuil.

Les premiers signes de la gangrène se manifestèrent bientôt à la région du pied.

A l'examen du malade, on vit une tumeur arrondie au dessus du genou. Cette tumeur est irrégulière, lisse, fluctuante et molle. La peau est, à ce niveau, légèrement soulevée. La main perçoit des battements très nets dans toute la moitié inférieure de la cuisse.

L'auscultation révèle un souffle très net au niveau de l'anneau des adducteurs, souffle intermittent et un peu prolongé, cessant avec la compression de l'artère.

Le diagnostic est : anévrysme artériel faux primitif, arrivé à la période d'organisation du sac.

M. Verneuil fait l'amputation du membre cinq semaines après l'accident. L'examen anatomique vérifie complètement le diagnostic ; on trouve les muscles broyés, et, vers la partie moyenne, l'artère et la veine poplitées complètement rompues. Il y a, de plus, un vaste épanchement sanguin.

L'articulation, examinée avec le plus grand soin, était absolument saine, la synoviale n'avait pas subi la moindre altération et on ne trouvait aucun épanchement. »

Trouvera-t-on mieux réunies, comme à plaisir, je ne dis pas dans aucun fait, mais même dans aucune des expériences que nous devons à M. Berger, les conditions propres à la filtration ? Vaste épanchement sanguin, au contact de la synoviale, pendant cinq semaines ! L'isolement du phénomène que M. Berger n'avait pas songé à dégager dans ses expériences, cet isolement a été effectué d'une façon complète, et le résultat catégorique est la négation de la filtration.

Objectera-t-on que l'épanchement aurait pu se résorber ? Outre que cela n'est pas un argument, puisque le foyer hémorrhagique persistait toujours, prêt à fournir de nouveau du sérum, voici des faits observés par M. Tédenat, professeur agrégé à Montpellier, et qui réfutent victorieusement cette objection.

OBSERVATION
(N· VI de la thèse de Cornier.)

Pierre C., 37 ans, charretier à la compagnie du Gaz, entre le 5 juillet 1876 à l'Hôtel-Dieu de Lyon, salle Saint-Sacerdos n° 21, dans le service de M. le professeur Gayet.

Quelques heures avant d'être porté à l'Hôtel-Dieu, cet homme marchant à côté de sa charrette lourde, quoique vide, a glissé, et la roue est passée obliquement de haut en bas, et de dehors en dedans, sur la partie inférieure de la cuisse droite, les téguments ont peu souffert ; ils sont superficiellement éraillés seulement à la face interne, au niveau du bord de la rotule. La tuméfaction énorme est surtout constituée par un épanchement qui siège manifestement au dessous du tendon du droit antérieur et du vaste interne, se limite en bas, au bord supérieur de la rotule, et remonte en haut, jusqu'à la partie moyenne de la cuisse. La fluctuation est franche et facile, le *liquide est bridé quand on fait contracter les extenseurs de la jambe ;* il n'y a pas d'épanchement dans la synoviale du genon.

Le 7 juillet et les jours suivants, pas d'épanchement dans le genou. Le 19 juillet, le malade, qui a été traité d'abord par la compression ouatée, puis par l'aspiration, sort guéri sans avoir eu d'épanchement dans le genou.

Et cependant, là aussi, la filtration ne devait-elle pas s'opérer? Quelle condition manquait donc à sa production? Inutile d'ajouter ici le résumé de l'observation VII de la thèse de Cornier renfermant l'histoire d'un malade absolument semblable au précédent. Vaste épanchement sanguin sous-musculaire, absence d'hydarthrose.

Que conclure de tous ces faits? C'est que des diverses lésions qui composent une fracture de cuisse, l'épanchement sanguin est le moins puissant pour amener l'hydarthrose, s'il n'est pas absolument inefficace. Nous aurions bien encore des objections secondaires à adresser à la théorie; il nous paraît difficile, par exemple, que des fractures très élevées, qui ne se sont accompagnées que de très peu d'attrition des parties molles, aient pu donner lieu à un épanchement assez abondant pour fuser, au bout de plusieurs semaines, jusqu'à la synoviale. Mais les faits que nous venons de rapporter parlent assez d'eux-mêmes et ruinent absolument l'hypothèse de la filtration.

Comparant l'hydarthrose à un gonflement par gêne circulatoire, Alison l'a attribuée à une stase veineuse; celle-ci dépend naturellement de la rupture des vaisseaux, de l'os, du périoste et de la moëlle. Malheureusement, c'est là une hypothèse presque invérifiable directement, et en tant qu'elle a pu être soumise au contrôle de l'expérience, elle a été trouvée fausse. En effet, Berger, détruisant la moëlle fémorale chez des lapins, n'a jamais observé d'épanchement dans le genou. De plus, les anastomoses ne sont-elles pas assez nombreuses entre les vaisseaux des parties molles et et ceux du périoste de l'os pour prévenir un œdème? Et si cet œdème s'était produit par suite de la gêne brusque apportée à la circulation, ne devrait-il pas promptement disparaître par l'établissement d'une circulation collatérale?

Nous pensons que la stase veineuse invoquée par Alison peut agir comme élément accessoire, mais que son rôle n'est que bien secondaire.

Nous arrivons à une troisième théorie qui met en jeu une cause contingente, et pour ainsi dire étrangère à la fracture elle-même. Nous voulons parler de la théorie de l'entorse.

Très habilement soutenue par M. Verneuil, cette théorie, développée en partie dans la thèse de Borel, se présente avec des dehors très acceptables.

M. Verneuil fait remarquer que le plus souvent la fracture de cuisse est accompagnée de violences qui, en raison du voisinage, ne peuvent manquer d'agir sur l'articulation du genou : celui-ci est plus ou moins froissé ou contusionné; il n'en faut pas davantage pour amener un épanchement dans la synoviale.

Nous le répétons, cette théorie est très acceptable : elle l'est dans beaucoup de cas ; elle s'impose même forcément pour les cas où l'on trouve un épanchement rapide, presque immédiat (cas de Rouge : la plupart des cas de la thèse d'Alison, etc.) ; s'il était possible dans tous les cas de savoir au juste la nature, séreuse ou sanguinolente, du liquide épanché, il serait plus facile encore de se prononcer. Mais en somme, l'entorse explique très bien ces cas. N'en déplaise à M. Berger, la douleur a été signalée dès le début dans certains cas, et, quand elle n'est pas signalée, on peut très bien lui retourner l'argument qu'il donne ailleurs, c'est que la douleur du genou a été masquée par celle de la fracture et que le plus souvent on ne l'a pas recherchée dès les premiers jours, mais seulement lorsque l'apparition de l'épanchement attirait l'attention du côté de l'articulaiion.

Nous croyons que le fait suivant, qui nous a été communiqué par M. le professeur agrégé Levrat, n'est pas justifiable d'une autre interprétation.

OBSERVATION

Due à l'obligeance de M. Levrat.

Jeune homme de 23 ans (Maison de santé 2ᵉ étage, chambre 17 : (service de M. E. Cruveilhier, 1876). Fracture de cuisse au tiers inférieur, dans une chute.

Hydarthrose du genou et aussi épanchement dans l'articulation tibio-tarsienne, caractérisé par des saillies de chaque côté des tendons antérieurs du tendon d'Achille.

Guérison lente de la fracture, disparition assez rapide des épanchements.

Dans ce cas, ce double épanchement qui s'était produit rapidement, ne peut provenir que d'une entorse. Nulle autre théorie ne peut l'expliquer, celle de la filtration moins que toute autre.

Mais, d'autre part, faut-il encore que toujours l'hydarthrose soit causée par l'entorse ? Nous croyons que ce serait aller un peu loin, et, en quelques mots, nous pensons démontrer que la théorie de l'entorse serait suffisante, si on voulait l'appliquer à tous les cas indistinctement.

D'abord elle n'explique pas les cas d'épanchements tardifs, survenant au bout de plusieurs semaines. Pourquoi l'épanchement aurait-il tant tardé à s'opérer ? Ensuite, n'est-ce pas torturer les faits que de vouloir voir les suites d'une entorse du genou dans l'épanchement qui suit une fracture par effort musculaire (Vulpian), ou une fracture par coup de feu, ou une fracture par cause directe ? N'existe-t-il donc plus de moyen de se fracturer la cuisse sans se faire une entorse au genou ?

Et d'ailleurs, l'entorse du genou existe-t-elle dans l'expérience III de Berger, où l'on fracture le fémur d'un lapin à sa partie moyenne, au moyen d'une pince coupante ? Où est l'entorse ?

Et ce n'est pas là un fait isolé ; plusieurs expériences faites avec beaucoup de précautions amènent le même résultat. Pas d'entorse et pourtant de l'épanchement.

L'entorse du genou, en somme, n'est qu'un phénomène

accessoire, un accident, une coïncidence fréquente, si l'on veut, mais une simple coïncidence. Ce serait exagérer la portée de quelques faits bien observés pour en inférer des lois d'une compréhension absolue. Nous tenons pour certain que l'entorse doit endosser la production d'un bon nombre d'épanchements ; mais nous ne saurions souscrire aux exigences de ceux qui en font une théorie absolument générale.

On pourrait, pour certains épanchements tardifs, faire intervenir l'influence de l'immobilité prolongée, que M. Tessier a mise en lumière. Nous avons relevé dans la thèse de Berger divers faits d'épanchements tardifs qui ne nous semblent ressortir nullement à l'entorse, ainsi que nous venons de l'exposer. Nous comparerions volontiers ces cas à ceux de Teissier ; il s'agit d'une véritable inflammation dans une séreuse ; il se produit des fausses membranes, les cartilages sont dépolis : l'épanchement est sanguinolent par rupture des capilaires des fausses membranes, probablement obéissant en ceci aux lois de l'inflammation dans la plupart des séreuses. Les malades qui présentaient ces lésions étaient tous vieux, débilités, épuisés par un long séjour au lit, et préparés, par conséquent, aux inflammations hémorrhagiques.

Virchow a montré que chez les animaux, sous l'influence de l'immobilité, la synovie devient plus abondante et plus fluide. Il ne nous répugne pas d'admettre, en conséquence, une origine analogue pour les épanchements tardifs. Ici, l'inflammation ouvre la scène, et l'épanchement en est une manifestation.

Mais, par ce que nous venons de dire, on voit maintenant que cette théorie est nécessairement limitée à quelques cas. Or, un des caractères de l'hydarthrose du genou, c'est d'être la compagne assidue de *presque toutes* les fractures de cuisse. Il faut donc trouver une cause plus générale. Reprenons notre raisonnement de tout à l'heure. Dans une fracture, il y a l'os, le périoste, la moëlle, l'épanchement sanguin ; celui-ci est éliminé comme cause déterminante de l'hydarthrose, nous l'avons démontré : la moëlle est mise hors de cause, d'après l'expérience de Berger que nous avons relatée plus haut. Reste à examiner le rôle de l'os et du périoste.

On a fait jouer à l'os un certain rôle dans la production de l'hydarthrose. On a admis que l'os était le siège d'une irritation, d'une inflammation légère, si l'on veut, qui se propageait à l'extrémité inférieure, d'où épanchement dans l'article. Le fait est possible ; en tous cas, on ne saurait en faire une application à tous les cas d'hydarthrose rapide. Mais, le fait intéressant, c'est que l'on a pu, dans certains cas, suivre la marche de l'épanchement se manifestant au moment de la consolidation du cal. Voici les observations qui ont donné lieu à ces remarques :

OBSERVATION
(Thèse de M. Borel, page 29.)

N..., soldat, a reçu, le 3 août 1878, un coup de pied de cheval qui l'a renversé. Il ne put se relever et fut transporté à l'hôpital militaire. Pas d'antécédents. C'est un homme très vigoureux, âgé de 23 ans. Il présente tous les signes d'une fracture du fémur gauche : déplacement notable, abduction et rotation en dehors, etc.

A la partie antérieure et externe de la cuisse et au niveau du point fracturé, on remarque une large contusion, sans plaie extérieure cependant.

C'est à cet endroit qu'il doit avoir reçu le coup de pied qui l'a blessé.

Le genou examiné attentivement ne présente aucun épanchement ; il est parfaitemement sain et sans douleur, même à la pression.

On ne trouve ancun accident sur le reste du corps.

On commence par appliquer sur le membre des compresses imbibées d'eau blanche, et le 8 août, alors que la douleur produite par la contusion a un peu disparu, on enferme le membre dans un appareil de Scultet.

Les jours suivants le malade est à peu près dans le même

état. Il ne se plaint d'aucune douleur dans l'articulation du genou. L'appareil est laissé ainsi pendant trois semaines et très bien supporté. On l'enlève le 29 août, et on regarde attentivement si rien d'anormal n'existe du côté de l'article. On ne trouve rien malgré un minutieux examen, nul épanchement, nulle douleur. Du côté de la fracture, au contraire, entre les deux membres, il existe une différence de 1 centimètre 1/2 environ de longueur.

On place de nouveau le membre dans un appareil de Scultet

Le 3 septembre, le malade se plaint de douleurs assez vives qu'il ressent dans l'articulation du genou. Cette douleur persiste, mais va en diminuant les jours suivants.

L'appareil est enlevé de nouveau le 17 septembre, on constate alors que la fracture se consolide bien, et la palpation permet de sentir un cal dur et résistant.

Les phénomènes articulaires ont absolument changé. Le genou gauche, en effet, est tuméfié, légèrement douloureux, surtout à la pression. Le choc rotulien se perçoit nettement.

On réapplique le Scultet.

Dix jours après on visite de nouveau l'appareil. Le cal est gros et dur. L'épanchement du genou est toujours assez considérable et n'est pas ou presque pas douloureux. L'appareil est enlevé définitivement le 8 octobre.

Le malade ne présente aucune atrophie assez marquée. L'épanchement a très sensiblement diminué.

Le 15 avril, l'épanchement a complètement disparu.

Dans nos observations, nous avons rapporté l'histoire du nommé Bélinat, dont le cas est semblable à celui-ci, on voit paraître l'épanchement au moment où le cal commence à se consolider

Si nous ne craignions d'étentre outre mesure nos citations, nous donnerions le résumé de l'histoire du nommé Gauvin, qui forme le sujet de l'observation IX de la thèse de Borel, histoire remarquable parce que on voit apparaître un épanchement dans le genou au moment de la consolidation du cal d'une fracture de jambe, ce qui prouve, une fois encore, que l'hydarthrose du genou n'est pas l'apanage exclusif des fractures du fémur.

Borel, à qui nous devons la relation de ces faits, y voit la manifestation d'un travail inflammatoire dans les fragments osseux, ce qui est vrai dans une certaine limite, avec retentissement sur l'articulation voisine, par l'intermédiaire du périoste. Celui-ci, ainsi que l'enseigne M. Ollier, sert de voie de transmission jusqu'à l'article (1).

On ne saurait, dans les faits qui précèdent, se refuser à voir la trace d'un travail inflammatoire, ou tout au moins d'irritation nutritive. Nous pourrons expliquer de la sorte certains épanchements survenant au moment de la consolidation du cal. — En attendant que ces remarques soient généralisées, on peut admettre à titre exceptionnel ce travail de formation du cal comme cause efficiente d'hydarthrose, mais toujours à titre exceptionnel et accessoire.

Quelle est donc la cause qui, pour nous, peut revêtir le cachet de généralité que l'on retrouve dans l'hydarthrose comme symptôme des fractures du fémur? Il ne reste plus que le périoste à examiner. Voyons si le périoste pourra nous expliquer la fréquence de ce symptôme.

Que devient le périoste dans une fracture? Si celle-ci est complète, il se déchire; sinon, il reste intact, la fracture est dite sous-périostée. Que se passe-t-il dans le premier cas? Le périoste est déchiré, il se fait là ce qui se fait au niveau de toute solution de continuité, il y a du gonflement, en attendant que la réunion se fasse. Or, c'est précisément ce gonflement, et plus tard dans l'irritation formative qui aboutit à la reconstruction du périoste, que nous voyons la cause la plus fréquente de l'hydarthrose du genou dans les fractures du fémur. Le périoste divisé, il se fait du gonflement; et plus tard se succèdent tous les phénomènes qui amènent la réparation, phénomènes qui ne marchent pas sans un travail inflammatoire. Dans le cas où le périoste n'est pas di-

---

(1) Ollier, art. Arthrite. Dict. Dechambre.

visé, pas de gonflement, pas de phénomènes de réparation, pas d'hydarthrose. Dans les fractures *incomplètes, pas d'hydarthrose*, puisque le périoste est respecté.

Berger, à l'appui de sa théorie, rapporte deux expériences de fracture incomplète du fémur chez des lapins. Il ne trouve pas d'épanchement sanguin, et pas d'hydarthrose ; il en fait un argument pour la théorie de la filtration. Mais il est évident que ces deux faits viennent grossir le nombre de ceux que nous venons de citer. En effet, la fracture est incomplète, sous-périostée, l'auteur prend bien soin de le dire, et, si l'hydarthrose vient à manquer, ce n'est pas par absence d'épanchement sanguin, mais absence de lésion du périoste. Un cas de fracture de fémur sans hydarthrose est rapporté par Alison ; c'est une fracture incomplète.

Ici enfin viennent se placer les observations du docteur Robin : ce sont les nos 7, 8 et 9 de sa thèse ; il s'agit de malades ostéoclasiés et redressés tardivement. On sait qu'il n'y pas ici rupture du périoste. Aussi ne faut-il point être étonné de l'absence d'hydarthrose, alors que celle-ci s'était manifestée dans cinq cas redressés immédiatement, c'est-à-dire dans lesquels il s'est produit des déchirures du périoste. Il ne faut point s'étonner si la théorie de Berger a rencontré quelquefois juste ; en effet, qu'y a-t-il de surprenant à trouver de l'hydarthrose avec un épanchement sanguin abondant ? Car dans ce cas, il y a eu nécessairement déchirure notable du périoste. Quant au fait cité par l'absence d'hydarthrose dans une fracture de cuisse coïncidant avec l'absence d'épanchement sanguin juxta-synovial, il ne prouve rien, car la mort a eu lieu six heures après l'accident, et en un temps si court il était aussi impossible à l'épanchement sanguin de fuser vers la synoviale qu'au gonflement périostique de se propager à la séreuse articulaire.

Nous pensons expliquer de la sorte la grande fréquence de l'hydarthrose : celle-ci doit être plus rapide et plus abondante quand la fracture siège plus bas, quand les parties molles ont été violemment contusionnées, quand le sujet est jeune (car alors son périoste est très vasculaire), elle doit manquer dans les fractures incomplètes. Elle se produit au voisinage du point fracturé, comme une sorte d'œdème ; semblable à une cavité ou tissu conjonctif qui est envahie par le gonflement, la cavité articulaire se remplit elle-même de liquide. Plus tard, à l'époque du travail formatif qui reconstitue les déchirures du périoste, il s'y joint un peu d'inflammation par transmission, d'où la douleur qui apparaît quelquefois au genou dans ces circonstances.

En somme, nous admettons plusieurs causes pour l'hydarthrose qui accomgne les fractures du fémur.

Un épauchement, immédiat et rapide, est toujours dû à un choc direct, à une entorse du genou,

Un épauchement qui survient au bout de deux jours et davantage provient du gonflemement et de l'inflammation plus ou moins marquée qui suit la division du périoste dans les fractures complètes. Un épauchement tardif peut tenir soit au travail formatif du cal, qui entraîne un peu d'inflammation se propageant au genou, soit à l'immobilité prolongée, qui amène à sa suite les lésions inflammatoires multiples que nous avons signalées.

Ces diverses variétés peuvent se combiner. Un épauchement consécutif à une entorse se confondra quelques jours après l'épauchement suite de rupture du périoste, et plus tard encore, ce dernier ou les deux premiers réunis masqueront l'apparition de l'épauchement dû à la consolidation du cal, qui se manifestera quelquefois par un accroissement brusque et de la douleur.

On voit que nous ne rejetons pas la théorie de l'entorse, loin de là ; elle seule peut expliquer beaucoup de cas d'épauchements articulaires rapides. Mais nous croyons que l'épauchement des premiers jours, si fréquent, provient le plus souvent du gonflement dû à la rupture du périoste et à l'inflammation qui en est la conséquence. Quant aux autres causes, l'immobilité et ses suites expliquent les cas exceptionnels d'épanchements tardifs. Nous croyons qu'il conviendra de faire, par la suite, une large part à l'influence du travail irritatif qui se manifeste au moment de la consolidation du cal ; car nous avons pu remarquer, dans quelques observations de Berger, qu'au moment de la levée de l'appareil, l'épanchement paraissait atteindre un maximum.

De nouvelles observations sont nécessaires. Il serait à souhaiter aussi que l'on examinât les jointures dans les fractures des autres os des membres ; peut-être qu'en y regardant de près, on pourrait y trouver de l'hydarthrose, restée méconnue jusqu'ici, parce qu'elle y est plus difficile à trouver qu'au genou, et que sa constatation n'est pas aussi indispensable pour assurer la précision du diagnostic.

CONCLUSIONS

L'hydarthrose du genou est très fréquente dans les fractures de cuisse. Elle constitue un symptôme précieux en cas de doute.

Elle est due tantôt à une entorse du genou, tantôt à la rupture du périoste, tantôt au travail qui accompagne la consolidation du cal, tantôt à l'immobilité. Elle manque par conséquent dans les fractures incomplètes.

BIBLIOGRAPHIE

DETHI (Thèse Paris), 1869. *Traitement des fractures de cuisse et des accidents consécutifs.*

ALISOR (Thèse Paris), 1871. *De l'hydarthrose dans les fractures de cuisse chez les enfants.*

ROUGE. *Bulletin. Soc. Méd. de la Suisse Romande,* 1870, n° 12.

GOSSELIN. *Cliniques de la Charité.* 1872.

BERGER. *De l'arthrite du genou et de l'épanchement articulaire consécutifs aux fractures de cuisse.* 1873.

SOCIÉTÉ DE CHIRURGIE. 1878. *Séances de janvier-mai.*

BOREL. 1879. (Thèse Paris, n° 291). *Des épanchements du genou consécutifs aux fractures du membre inférieur.*

DELAMARRE. *De l'hydarthrose du genou dans les fractures du fémur* (*Courrier Médical,* tome 30, page 211, 1880, et *Gaz. Hbdomadaire,* n° 26, 1880).

CORNIER. *De l'epanchement dans le genou consécutif aux fractures de cuisse.* Thèse Montpellier, 1883.

Beaucoup de ces indications ont été recueillies dans l'*Index médicus* à l'article Fractures ; pour le premier volume de l'*Index* cet article est compris daus les *Wounds injuries, and accidents.* Nous avons puisé également de bons renseignements dans le *Dictionnaire de Garnier.*

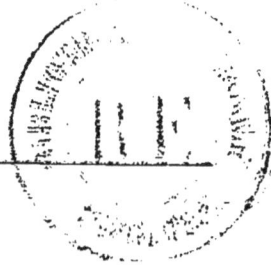

VICHY. — IMP. BOUGAREL, RUE SÖRNIN.

www.ingramcontent.com/pod-product-compliance
Lightning Source LLC
Chambersburg PA
CBHW071407200326
41520CB00014B/3328